BEI GRIN MACHT SICH IHR WISSEN BEZAHLT

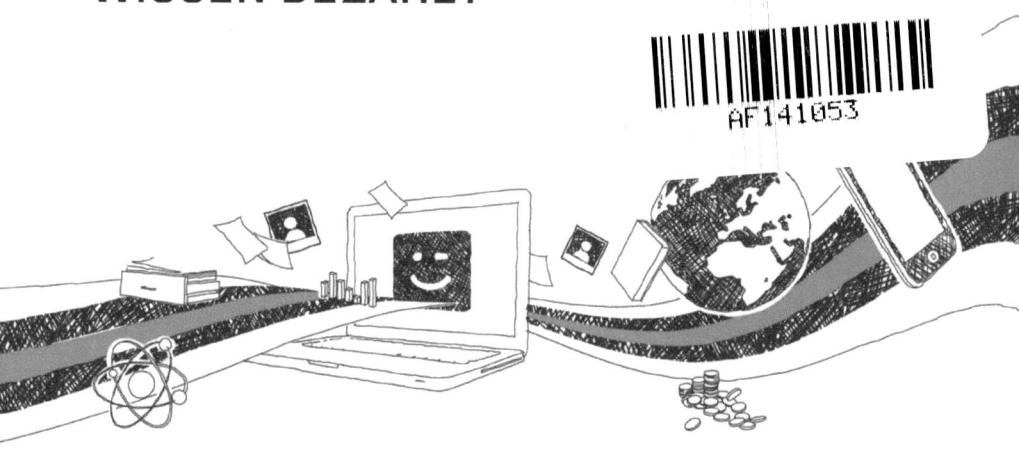

AF141053

- Wir veröffentlichen Ihre Hausarbeit, Bachelor- und Masterarbeit

- Ihr eigenes eBook und Buch - weltweit in allen wichtigen Shops

- Verdienen Sie an jedem Verkauf

Jetzt bei www.GRIN.com hochladen und kostenlos publizieren

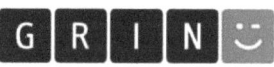

Selbstwirksamkeitserwartung und Ernährungsverhalten. Zur Beschreibung gesundheitsrelevanter Verhaltensänderungen mit dem transtheoretischen Modell

Hannah Malo

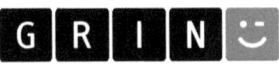

Bibliografische Information der Deutschen Nationalbibliothek:

Die Deutsche Nationalbibliothek verzeichnet diese Publikation in der
Deutschen Nationalbibliografie; detaillierte bibliografische Daten sind
im Internet über http://dnb.d-nb.de abrufbar.

ISBN: 9783346485243
Dieses Buch ist auch als E-Book erhältlich.

Druck und Bindung: Books on Demand GmbH, Norderstedt Germany
Gedruckt auf säurefreiem Papier aus verantwortungsvollen Quellen

Das vorliegende Werk wurde sorgfältig erarbeitet. Dennoch
übernehmen Autoren und Verlag für die Richtigkeit von Angaben,
Hinweisen, Links und Ratschlägen sowie eventuelle Druckfehler keine
Haftung.

Das Buch bei GRIN: https://www.grin.com/document/1112968

Deutsche Hochschule für
Prävention und Gesundheitsmanagement

Einsendeaufgabe

Fachmodul: Psychologie des Gesundheitsverhalten

_____

Studiengang: Gesundheitsmanagement (BGM)

_____

Datum
Präsenzphase   **11.03. - 13.03.2019**

_____

Name, Vorname: Malo, Hannah

_____

Studienort: **München**

_____

Semester: **WS 2018**

_____

Inhaltsverzeichnis

1 Selbstwirksamkeitserwartung

1.1 Definition der Selbstwirksamkeitserwartung

Die Selbstwirksamkeitserwartung - auch Kompetenzerwartung genannt - die vom Psychologen Albert Bandura definiert wurde, bezeichnet die subjektive Einschätzung der eigenen Kompetenzen, diese erfolgreich organisieren und ausführen zu können. Sie kann sowohl realistisch, als auch unter- oder überschätzt werden (Bandura, 1997).

Diese Erwartung ist eine wichtige persönliche Ressource, je höher sie ausgeprägt ist, desto leichter fällt es dem Individuum seine gewünschte Handlung ausführen zu können.

1.2 Messung der spezifischen Selbstwirksamkeitserwartung zum Thema „Gesunde Ernährung"

Im Verlauf dieses Kapitels wird die Selbstwirksamkeitserwartung von fünf Probanden meiner Arbeits- und privaten Umwelt zum Thema „Gesunde Ernährung" dargestellt.

Ich wählte dieses Thema aus, da ich der Meinung bin, dass gesunde Ernährung komplexer ist und sich die meisten Menschen in diesem Bereich öfter schwerer fallen, ihren Lebensstil diszipliniert ausführen zu können.

Gesunde Ernährung dient zur Prävention von Fehlernährung, Bewegungsmangel, Übergewicht und konsequenten Krankheiten.

Um die Selbstwirksamkeit von Kunden zur gesunden Ernährung beurteilen zu können, eignet sich die folgende Tabelle.

Tab. 1: Itemanalyse der Skala zur spezifischen Selbstwirksamkeit zur gesunden Ernährung (modifiziert nach Gölz et al, 1998, S. 29)

Ich bin mir sicher, mich auch ge- sund ernäh- ren zu kön- nen, wenn:	Gar nicht si- cher (1)	Eher unsi- cher (2)	Teils-teils (3)	Eher sicher (4)	Ganz sicher (5)
... ich im Restaurant bin.					

... ich alleine bin.				
... es mir langweilig ist.				
... ich im Urlaub/auf Ausflügen bin.				
... ich mir etwas Besonderes gönnen möchte.				
... ich Ärger habe.				
... ich deprimiert bin.				
... Wochenenden/Feiertage sind.				
... ich Stress habe.				
... ich von Freunden/Bekannten eingeladen bin.				
... ich enttäuscht bin.				
... auf einem größeren Fest (Hoch-				

zeit, Geburtstag) bin.				
... ich nervös bin.				
... ich nicht auffallen will.				
... sich jemand besonders Mühe beim Kochen gemacht hat.				
... ich keine Zeit habe, mich um Einkauf und Zubereitung zu kümmern.				
... ich Heißhunger aus etwas Bestimmtes habe.				
... es etwas Leckeres, aber Ungesundes gibt.				

Auswertung der Itemanalyse

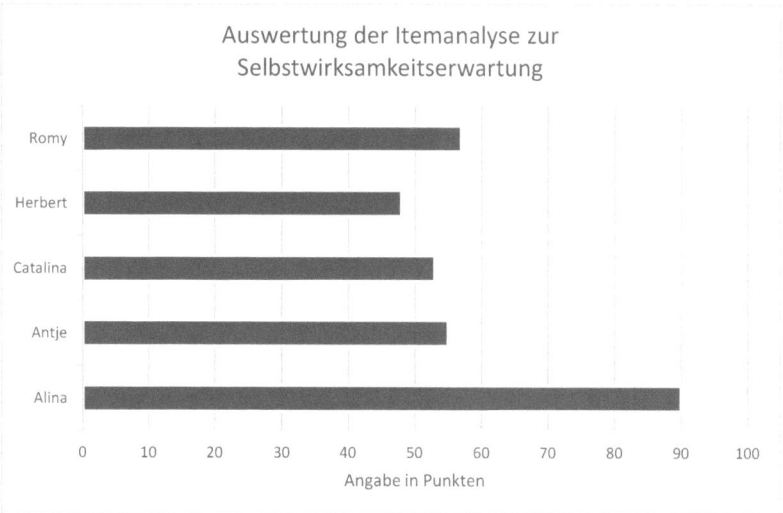

Abb. 1: Auswertung der Itemanalyse (eigene Darstellung)

Bei der Auswertung fällt auf, dass Alina die Einzige ist, die eine sehr hohe Selbstwirksamkeitserwartung ausprägt. Allerdings kennt sie sich mit ihren 24 Jahren gut mit dem Thema „Gesunde Ernährung" aus und erreicht damit den Höchstwert von 90 Punkten. Catalina (42 Jahre alt) mit 53 Punkten, Antje (53 Jahre alt) mit 55 und Romy (18 Jahre alt) mit 58 Punkten befinden sich in einem Mittelmaß und haben daher eine normale Kompetenzerwartung. Herbert (60 Jahre alt), als übrigens einzig männlicher Proband schnitt mit 48 Punkten als „Schlechtester" ab und prägt eine geringe bis normale Selbstwirksamkeitserwartung aus.

Da der Großteil meiner Probanden mit einem durchschnittlichen Wert der Selbstwirksamkeitserwartung abschnitten, hängt dies weder von Geschlecht noch vom Alter ab.

Um die Testergebnisse konkret repräsentieren zu können, war die Anzahl der befragten Personen jedoch zu gering.

1.3 Recherche zweier wissenschaftlicher Studien & kritischer Vergleich

Tab. 2: Zwei wissenschaftliche Studien im Vergleich (eigene Darstellung zur Recherche zweier Studien)

	Dohnke et al. (2006)	Schneider & Rief (2007)
Fragestellung(en)	Führen Therapieerfolge in Schmerzbewältigung und psychischer Beeinträchtigung zur Steigerung der Selbstwirksamkeitserwartungen? Welchen relativen Beitrag leisten Erfolge in diesen Bereichen?	Führen hohe Selbstwirksamkeitserwartungen zu einer verstärkten positiven Wirkung der Ergebniserwartungen durch Rehabilitation?
Stichprobe	316 Versuchspersonen mit somatoformer Schmerzstörungen	1065 Versuchspersonen
Materialien/Test	Aufnahme und Abschluss einer stationären psychosomatischen Rehabilitation von 316 Patienten mit somatoformer Schmerzstörungen; Untersuchung auf ihre Selbstwirksamkeitserwartungen, Schmerzbewältigungsstrategien, schmerzbedingter und allgemeinpsychischer Beeinträchtigung und Befragung bei Entlassung zu direkten Therapieerfolgsratings	Einfluss von Reha-Motivationen (Selbstwirksamkeits- und Ergebniserwartung) auf die Ergebnisse einer Rehabilitation nach Hüftgelenkersatz an 1065 Patienten
Untersuchungsdesign	Feldstudie; Analyse und Kreuzvalidation durch Strukturgleichungsmodelle im Rahmen konfirmatorischer Pfadanalysen der Daten	Längsschnittanalyse; Querschnittsanalyse; prospektiv

Hauptergebnisse	- Bestätigung zweier Modelle mit jeweils 65% Varianz der Selbstwirksamkeitsänderungen: Stärkste und direkte Effekte durch erfolgreiche Reduktion der schmerzbedingten und allgemeinpsychischen Beeinträchtigung; stärkster Gesamteffekt bei Verbesserung der Schmerzbewältigungsstrategien über die Verbesserung der Beeinträchtigung - Änderung der Selbstwirksamkeitserwartungen bei Patienten mit somatoformer Schmerzstörung hängt mit Veränderungen der erlebten Beeinträchtigungen und Schmerzbewältigungsstrategien ab.	- Bestätigung der Längsschnittanalyse mit besserer Reha-Ergebnisse der Patienten (geringere Schmerzen, weniger eingeschränkte Aktivitäten im Alltag) am Reha-Ende - Hohe Selbstwirksamkeitserwartungen verstärken die positive Wirkung der Ergebniserwartung. - Beide Erwartungstypen waren umso höher ausgeprägt, je besser der körperliche Gesundheitszustand war. - Selbstwirksamkeitserwartungen waren umso höher, je geringer die Depressivitätswerte, und Ergebniserwartungen umso positiver, je höher die Selbstwirksamkeitserwartungen. - Positive behandlungsbezogene Erfahrungen, in Form einer guten präoperativen Aufklärung, waren mit höherer Selbstwirksamkeit jedoch mit weniger positiven Ergebniserwartungen assoziiert. - Zukünftig stärkere Beachtung der Ergebnis- und Selbstwirksamkeitserwartungen in der Reha-Forschung sowie Reha-Praxis

Wenn ich diese beiden Studien vergleiche, sticht sofort heraus, dass die Selbstwirksamkeitserwartungen sowohl durch Schmerzbewältigungstherapien als auch durch Rehabilitation verstärkt werden.

Von somatoformer Schmerzstörung (auch Psychalgie genannt) spricht man, wenn eine Person seit mindestens sechs Monaten einen subjektiv empfundenen, intensiven und quälenden Schmerz in einem Körperteil verspürt (Dilling, Mombour, Schmidt, Schulte-Markwort, 2000). Wie die Ergebnisse der Studie mit den somatoformen Schmerzstörungen aufzeigen, wird die Selbstwirksamkeitserwartung durch die Schmerzreduzierung sowie auch die Beeinträchtigungen verstärkt. Die Ergebniserwartung wird hier nicht erwähnt. Im Vergleich dazu wird in der rechten Studie die Selbstwirksamkeitserwartung mit der Ergebniserwartung gegenübergestellt. Die Ergebniserwartung ist die subjektive Einschätzung der Konsequenzen, die auf ein Verhalten folgen. Eine Person führt eine Handlung nur dann aus, wenn sie mit ihr eine hohe Kompetenzerwartung und eine positive Ergebniserwartung verbindet (Bandura, 1997). Hier wird gezeigt, dass die Versuchspersonen durch ihre überzeugten Fähigkeiten in der Rehabilitation positive Ergebnisse erzielen: ein verbesserter körperlicher Zustand und auch niedrigere Depressivitätswerte.

2 Literaturrecherche

Handlungsfeld: Ernährungsverhalten

Eine einheitliche Definition von Ernährungsverhalten gibt es nicht, jedoch wird im weiteren Verlauf die von Leonhäuser, Meier-Gräwe, Möser, Zander und Köhler verwendet. Das Ernährungsverhalten ist definiert durch die Gesamtheit geplanter, spontaner oder gewohnheitsmäßiger Handlungsvollzüge von Individuen oder sozialen Gruppen, mit denen Nahrung beschafft, zubereitet, verzehrt und nachbereitet wird. Dabei umfasst das Ernährungsverhalten sowohl Einflussfaktoren als auch Auswirkungen aus den Dimensionen Gesundheit, Umwelt, Gesellschaft und Wirtschaft entlang der gesamten Produktkette von Lebensmitteln (2009).

Das Einnehmen von Essen und Trinken gehört zu unserem grundsätzlich alltäglichen Leben. Damit wir physisch überleben können, brauchen wir eine ausreichende Menge an Nährstoffen und Energie. Dennoch wird uns nicht vorgegeben, was, wann und wie viel wir essen sollen. Christine Brombach meint, essen müssen wir erst „lernen" (2011).

Somit zählt Ernährung zur biologischen Notwendigkeit, sowie zur gesellschaftlichen Umwelt.

Das Ernährungsverhalten als biologische Notwendigkeit ist ein individueller Vorgang, der nicht delegierbar ist. Der Mensch alleine entscheidet wann er isst, denn Essen ist nicht sozial bedingt, sowie unteilbar und absolut notwendig.

Als zweites Konstrukt zählt das Ernährungsverhalten zu unserer sozialen Gesellschaft. Schon von klein auf wird uns „erlernt", dass wir essen, wenn beispielsweise die ganze Familie am Tisch sitzt. Da spielt das Hungergefühl häufig keine Rolle. Das Ernährungsverhalten wird uns damit sozial vermittelt und ist eine Verankerung in sozialen Gewohnheiten (Brombach, 2011).

Aus diesem sozialen Essverhalten kommt es häufig zu Fehlernährung, da sich die Menschen entweder über- oder unternähren (Weingärtner, 2014). Es kann dazu sogar zu gestörten Essverhalten führen, die sich zum Beispiel in Magersucht, Fresssucht oder Bulimie unterteilen.

Auch das Zeitmanagement spielt heutzutage eine große Rolle. Die Meisten haben nicht einmal Zeit, für sich etwas zu kochen, da sie unter Druck oder Stress stehen.

Laut der Deutschen Gesellschaft für Ernährung (DGE) sind in Deutschland 59% der Männer und 37% der Frauen übergewichtig (DGE, 2017). Dies nimmt vor allem im Alter zu. Grund dafür ist meist der Bewegungsmangel im Vergleich zum Einnehmen von zu energiereichen Lebensmitteln.

Allgemein gibt es mehr männliche Übergewichtige als weibliche. Zwischen 18 und 40 Jahren nimmt der durchschnittliche Mann 11 kg zu. Es kommt sogar so weit, dass der Mann ab dem Alter von 30 bis 35 Jahren als Normalgewichtiger in der Minderheit ist.

Man muss dazu sagen, dass das Übergewicht oder auch Adipositas mit dem Body Mass Index (BMI) klassifiziert wird. Von Übergewicht spricht man, wenn der BMI ≥ 25 ist. Mit einem BMI ≥ 30 ist der Mensch adipös (DGE, 2017).

Im folgenden Verlauf werden einige Statistiken dargestellt:

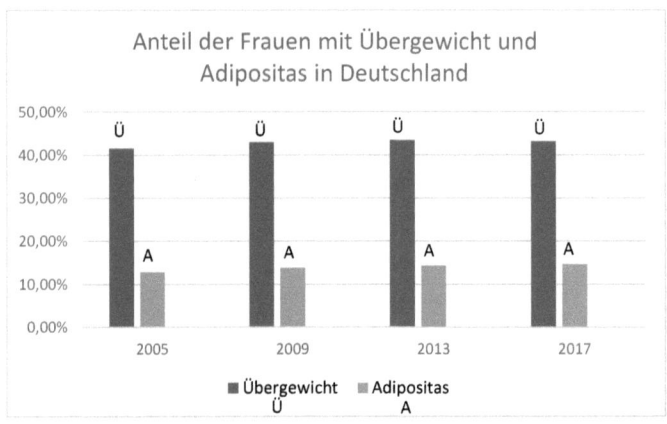

Abb. 2: Anteil der Frauen mit Übergewicht und Adipositas in Deutschland in den Jahren 2005 und 2017 (modifiziert nach Statista.de)

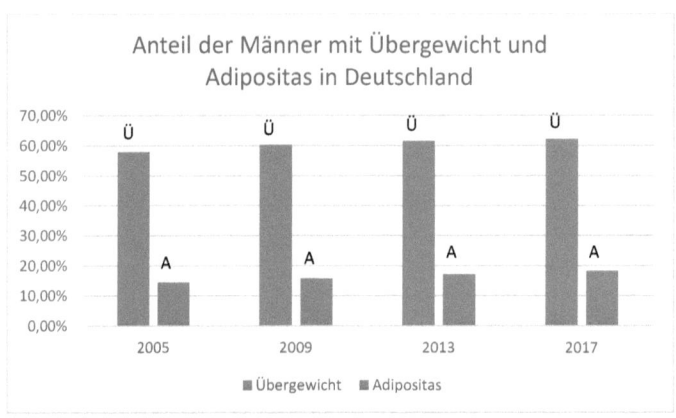

Abb. 3: Anteil der Männer mit Übergewicht und Adipositas in Deutschland in den Jahren 2005 und 2017 (modifiziert nach Statista.de)

Es ist erschreckend, wie viele Menschen übergewichtig oder adipös sind.

Auffällig ist, dass Männer deutlich häufiger unter Übergewicht leiden als Frauen. Schon alleine im Jahr 2005 liegt eine Varianz von 16,4%. Sowohl der Anteil der Frauen als auch der Männer steigt das Übergewicht in den Jahren an.

Allerdings zeigt sich zwischen 2009 und 2017 bei den Frauen kein großer Unterschied, wobei die Prozentzahl zwischen 2013 und 2017 wieder etwas gesunken ist.

9

Bei den männlichen Personen steigt der Anteil der Übergewichtigen über die Jahre in einem Bereich von ungefähr 1%.

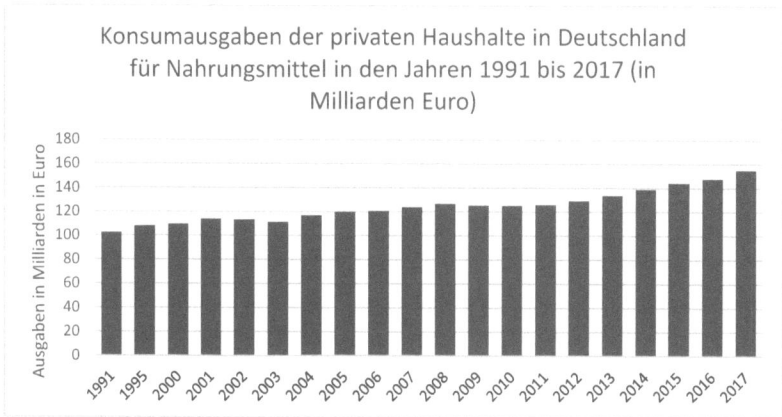

Abb. 4: Konsumausgaben der privaten Haushalte in Deutschland für Nahrungsmittel in den Jahren 1991 bis 2017 (modifiziert nach Statista.de)

Da der Großteil unserer Gesellschaft ein eher negatives Ernährungsverhalten aufzeigt und die dadurch entstehenden Gesundheitsrisiken reduziert werden sollen, werden mittlerweile einige Prävention- und Interventionsprogramme durchgeführt.

Die Deutsche Gesellschaft für Ernährung unterstützt ein Konzept der Bundesregierung für einen gesundheitsfördernden Lebensstil.

Die Präventionsprogramme werden außerdem in Primär-, Sekundär- und Tertiärprävention unterteilt.

Dadurch, dass viele Eltern keine Zeit haben, gesunde Mahlzeiten für ihre Kinder zu kochen und die Kinder somit nur Ungesundes zu Gesicht bekommen, wird es für sie schwierig zu wissen, wie man sich gesund ernährt. Das Programm „In Form" startet damit, dass professionelle Ernährungsberater Kitas und Schulen besuchen und die Kinder über gesunde Ernährung sowie regelmäßige Bewegung aufklären. Das Ziel dabei ist, zu wissen was gesunde Ernährung überhaupt ist und wie man sich gesund zu ernähren hat.

3   Beratungsgespräch

3.1   Aktuelle Prozessverhaltensänderung des Kunden mithilfe eines Modells des Gesundheitsverhaltens

Zur Beschreibung gesundheitsrelevanter Verhaltensänderungen, eignet sich das transtheoretische Modell -kurz TTM. Es wurde von Prochaska und DiClemente zur Anwendung in der Gesundheitspsychologie und in der Psychotherapie entwickelt (1984).

Die Änderung eines Problemverhaltens ist als ein dynamischer Prozess zu verstehen, der über qualitativ unterschiedlicher Stufen verläuft (Pieter, 2018).

Anhand dieses Modells werden nun die Phasen erläutert und beschrieben.

Das Modell „Stages of Change" ist in fünf Phasen eingegliedert worden, die voneinander abgegrenzt sind. Als Erstes erfolgt die sogenannte Absichtslosigkeit (engl.: „precontemplation"). Diese Stufe wird als die stabilste Stufe bezeichnet und erstreckt sich in einem Zeitraum von mindestens sechs Monaten. In dieser Phase wird sich der Klient über sein gesundheitliches Problemverhalten bewusst aber er verfolgt noch keine Intention, diese in absehbarer Zeit umsetzen zu wollen. Die Meisten, die sich in solch einer Phase befinden, wehren sich gegen die Veränderung des Problemverhaltens, da sie keine Motivation finden, ihr Verhalten zu ändern. Frau Müller hat die Stufe der Absichtslosigkeit schon hinter sich, da sie sich bereits in einer Beratung befindet.

Die Überlegung, bald mehr für ihre Gesundheit zu tun, sich erstens gesund zu ernähren und Bewegung in ihren Alltag einzubringen, bringt Frau Müller in die zweite Stufe, die Absichtsbildung - „contemplation". Ihr problematisches Verhaltensmuster rückt ihr immer mehr in das Bewusstsein. Das jahrelang unregelmäßige Essen und der Bewegungsmangel stellt für sie nun ein Gesundheitsrisiko dar. Dennoch reichen gute Vorsätze nicht komplett aus, um das realistisch umsetzen zu können. Noch überwiegen bei Frau Müller die Nachteile. Wenn sie ihr Essverhalten verändern würde, verbringe sie mehr Zeit in der Küche und auch die körperliche Aktivität ist ein Aufwand für sie. Dann habe sie kaum noch Zeit für ihre zwei Kinder. Diese Stufe wird auch noch als sehr stabil bezeichnet, da die Personen hier noch für eine lange Zeit verharren können.

Frau Müller hat es nun geschafft, sich „Aufzurappeln" und im Internet eine Beratungsstelle aufzusuchen. Sie ist der festen Überzeugung, ihr Gesundheitsverhalten zu ändern, Maßnahmen für ihr Übergewicht zu ergreifen. Diese Phase nennt sich Vorbereitung, auch im Englischen „preparation". Sie hat sich also konkrete Ziele gesetzt, ihr Gewicht zu reduzieren durch eine gesunde Ernährung und regelmäßige Fitness. Außerdem hat sie Erwartungen an sich selbst, das heißt ihre Selbstwirksamkeitserwartung hat sich verstärkt. Den sogenannten Rubikon hat sie überschritten. Dies geschieht zwischen der zweiten und dritten Stufe. Pieter meint, Personen in dieser Phase werden ihre Intention in den nächsten 30 Tagen verfolgen beziehungsweise die ersten Schritte zur Umsetzung unternehmen (2018). Allerdings ist diese Stufe weniger stabil, da sie zeitlich begrenzt ist und als „Durchgangsstadium" bezeichnet wird.

Die Vorteile des veränderten Verhaltens überwiegen nun. Da sie sich aktuell in dieser Phase befindet, kann man behaupten Frau Müller konzentriert sich nun auf ihre gesundheitsfördernde Zukunft, sie wird optimistischer in Bezug auf ihre Fähigkeiten zur Umsetzung.

Durch das aktive Handeln rutscht meine Klientin in die nächste Stufe: Handlung („action"). In dieser Phase ist das Risiko für einen Rückfall am höchsten. Sich jetzt an alle Vorgaben zu halten und sich keine Ausnahmen zu erlauben, fällt Frau Müller schwer, doch mithilfe meiner Unterstützung und zu wissen, dass meine vorherigen Klienten es auch geschafft haben, nicht wieder in ihr altes Verhaltensmuster zu rutschen, wird sie immer stärker und sie hat erkannt, dass sie durch ihr verändertes Verhalten besser fühlt. Der Blick auf die Waage ist eine große Motivation für sie, ihr Ziel weiter verfolgen zu können. Dadurch wird sie immer entschlossener und zeigt mehr Engagement. Das Maß an ihrer Selbstwirksamkeitserwartung wird höher, ihrer Familie über ihren Erfolg zu erzählen und auch das, was sie bereits geschafft hat, gibt ihr ein tolles Gefühl. In dieser Phase wurde nun ihr erstes Zielkriterium erreicht. Die Dauer dieser Stufe beginnt, wenn das Zielkriterium seit mehr als einem Tag, aber weniger als sechs Monate beibehalten wurde.

In die nächste und auch letzte Stufe des TTMs kann Frau Müller eingestuft werden, wenn sie ihr Verhalten beibehält und das auch in Zukunft so bleiben wird. Diese Phase wird als die Aufrechterhaltung/Stabilisierung („maintenance") bezeichnet und als auch aktiv verstanden durch Maßnahmen zur Rückfallprophylaxe. Um dieses langfristig gewünschte Verhalten beibehalten zu können, sollte eine gewisse Strategie verfolgt werden: der adäquate Umgang mit Erfolgs- und Misserfolgserlebnisse (Pieter, 2018).

3.2 Wichtige Aspekte des Beraters und die gesundheitspsychologische Beratung

Während der gesundheitspsychologischen Beratung hat der Berater/ die Beraterin einige wichtige Aspekte zu beachten.

Die Kommunikation spielt in diesem Fall die größte Rolle. Damit ist ein sozialer Prozess gemeint, in dessen Verlauf sich die beteiligten Personen wechselseitig zur Konstruktion von Wirklichkeit anregen (Frindte, 2001). Zur Kommunikation gehört nicht nur das Sprachliche (verbal), sondern auch die Mimik, Gestik sowie der dauerhafte Blickkontakt (non-verbal) und sprachbegleitende Aspekte wie Stimmführung und -geschwindigkeit und Lautstärke dazu (para-verbal) dazu. Durch diese Aspekte gewinnt der Kunde den ersten Eindruck, der im besten Fall zu einer positiven Beziehungsebene führt. Der erste Schritt solch einer Beratung ist die Vorstellung. Der eigene Name wird genannt, damit der Klient weiß, wer sein Gegenüber ist, sowie auch sein Name zum Ansprechen. Ein weiterer Punkt ist die aufrechte Haltung. Wer seine Hände vor der Brust verschränkt, zeigt Desinteresse sowie das Halten der Hände in den Hosentaschen. Die Arme auf Höhe des Bauches zu halten und ebenso zu gestikulieren, wirkt sympathisch. Zudem ist der Abstand zum Kunden ein wichtiger Aspekt. Zu nah oder zu weit weg vom Interaktionspartner kann zu intim oder zu distanziert werden.

Um so viel wie möglich über den Kunden zu erfahren, ist es wichtig sogenannte W-Fragen zu stellen, die ihn zum Nachdenken anregen. Zum Beispiel: „Warum sind Sie hier?" Der Berater hat auf die individuellen Wünsche und Handlungsziele des Kunden zu achten, die eventuell berücksichtigt werden müssen, dass er eine konkrete, realisierbare Absicht verfolgen kann. Die Umsetzbarkeit der Gewichtsabnahme muss auch im sozialen Umfeld realistisch sein. Familienangehörige, Freunde und Arbeitskollegen sollten die Klientin auf ihrem Weg unterstützen. Nicht nur im sozialen Umfeld, sondern auch im Alltag sollte die Veränderungsumsetzbarkeit vorstellbar sein. Demzufolge muss der Berater den Kunden dabei unterstützen, Möglichkeiten zu finden, wie er schwierigen Alltagsbegegnungen ausweichen kann.

Außerdem ist die Erkenntnis für ein hohes Maß an Motivationsstärke des Klienten wichtig. Falls hier eine zu geringe Motivation fehlt, sollte man ihn mittels beispielsweise Erfolgsgeschichten anderer Kunden motivieren.

Es muss darauf geachtet werden, dass sich der Kunde in einem stabilen gesundheitlichen Zustand befindet, damit er sich nicht nur speziell ernähren kann, sondern sich ebenso sportlich betätigen kann.

Eine Selbstdisziplin sollte zudem vorhanden sein, damit sich der Klient an seinen individuell erstellten Ernährungs- und Trainingsplan strikt halten kann.

Der letzte Punkt ist auch wichtigste: eine volle Unterstützung bei der Entscheidung des Kunden sowie das Schenken des eigenen Vertrauens.

Das Aktive Zuhören ist ebenso ein Geschenk. Das Zuhören alleine reicht nicht aus. Dabei handelt es sich um das Wiedergeben in eigene Worte des Gegenübers, sowie das Nachhaken von Fragen. Gefühle werden erkannt und gespiegelt. Dadurch werden Missverständnisse vermieden und der Klient fühlt sich wertgeschätzt.

Wie schon erwähnt, ist es wichtig viel Informationen über den Kunden herauszufinden und ihm den Großteil des Gesprächs zu überlassen. Dazu sollten die Beweggründe hervorgerufen werden. Konkrete Fragen können folgendermaßen lauten:

„Haben Sie bereits Erfahrungen mit gesunder Ernährung/Fitness gemacht?"

„Was bringt Sie hier her?"

„Wer und wie kann Sie mit ihrem verfolgten Ziel unterstützen?"

„Was haben Sie in Ihrem Leben schon geschafft?"

„Welche Vorteile sehen Sie, wenn Sie Ihr Verhalten ändern?"

„Wie zufrieden/unzufrieden sind Sie zurzeit mit sich selbst?"

„Warum wollen Sie ihr jetziges Verhalten ändern?"

„Wie wird sich Ihre Situation weiterentwickeln, wenn alles so bleibt wie es ist?"

„Haben Sie ein Vorbild, mit dem Sie sich identifizieren können?"

3.3 Darstellung des Gesprächsverlaufs

A: „Guten Tag, ich bin Hannah Malo." *(leichter Händedruck, Lächeln, Augenkontakt)*

B: „Beatrice Müller, hallo."

A: „Warum sind Sie hier?"

B: „Ich schaffe es nicht abzunehmen, seit ich meine zwei Kleinen habe, komme ich zu nichts mehr."

A: „Haben Sie denn schon einmal Sport betrieben?"

B: „Ja, früher war ich fit. Aber seitdem ich das erste Mal schwanger wurde, kann ich mich zu nichts mehr aufraffen. Sie rauben meine Zeit. Ich weiß, dass ich mich gesund ernähren könnte, doch mein Mann und meine Kinder brauchen etwas anderes. Und wenn meine Kinder Süßigkeiten essen, greife ich auch immer zu, da kann ich mich nicht unter Kontrolle halten."

A: „Wie fühlen Sie sich, wenn Sie das essen?"

B: „Zuerst gut, weil es mich befriedigt. Allerdings habe ich danach ein schlechtes Gewissen."

A: „Wie wäre es damit, wenn Sie dies durch gesunde Snacks austauschen?"

B: „Ich weiß nicht wie ich das ersetzen soll.."

A: „Ich gebe Ihnen ein paar Beispiele: Äpfel, Bananen oder auch Nüsse befriedigen Ihren Heißhunger, wenn Sie auf Nüsse nicht allergisch reagieren. Allerdings diese bitte in Maßen genießen."

B: „Nein, die kann ich essen und mag sie auch gerne."

A: „Na, das ist doch schon einmal was. Was machen Sie berufsmäßig?"

B: „Ich arbeite als Sekretärin in einer Stadtverwaltung. Eine 20 Stunden Woche."

A: „Sie sitzen also viel."

B: „Ja."

A: „Haben Sie irgendwelche Beschwerden? Rücken-, Nackenschmerzen, Knieverletzungen oder sonstiges?"

B: „Nein, nichts dergleichen:"

A: „Gut, Sie müssen sich auf jeden Fall regelmäßig bewegen. Können Sie sich vorstellen, mehrmals in der Woche in einem Fitnessstudio zu trainieren?"

B: „Naja, ich würde gerne. Jedoch möchte ich so viel Zeit wie möglich mit meinen Kindern verbringen."

4   Literaturverzeichnis

Bandura, A. (1997). *Self-efficacy.* The exercise of control. New York: Freeman.

Brombach, C. (2011). *Soziale Dimensionen des Ernährungsverhaltens.* Ernährungssoziale Forschung. Zugriff am 21.03.2019. verfügbar unter https://www.ernaehrungs-umschau.de/fileadmin/Ernaehrungs-Umschau/pdfs/pdf_2011/06_11/EU06_2011_318_324.qxd.pdf

DGE, (2017). So dick war Deutschland noch nie. Zugriff am 22.03.2019. Verfügbar unter https://www.dge.de/presse/pm/so-dick-war-deutschland-noch-nie/

Dilling, H., Mombour, W., Schmidt, M. H., Schulte-Markwort, E. (2000). *ICD-10, Internationale Klassifikation psychischer Störungen, WHO.* Bern/ Göttingen/ Toronto/ Seattle, Verlag Hans Huber.

Leonhäuser, I-U., Meier-Gräwe, U., Möser, A., Zander, U., Köhler, J. (2009). *Essalltag in Familien.* Ernährungsversorgung zwischen privatem und öffentlichem Raum. Wiesbaden: VS Verlag für Sozialwissenschaften.

Pieter, A. (2018). *Studienbrief. Psychologie des Gesundheitsverhaltens.* Studienmaterial der Deutschen Hochschule für Prävention und Gesundheitsmanagement. DHfPG, Saarbrücken, 180

Weingärtner, L. (2014). *Hunger und Fehlernährung.* Zugriff am 21.03.2019. Verfügbar unter http://www.bpb.de/internationales/weltweit/welternaehrung/178484/hunger-und-fehlernaehrung

5   Abbildungs- und Tabellenverzeichnis

5.1   Abbildungsverzeichnis

5.2   Tabellenverzeichnis

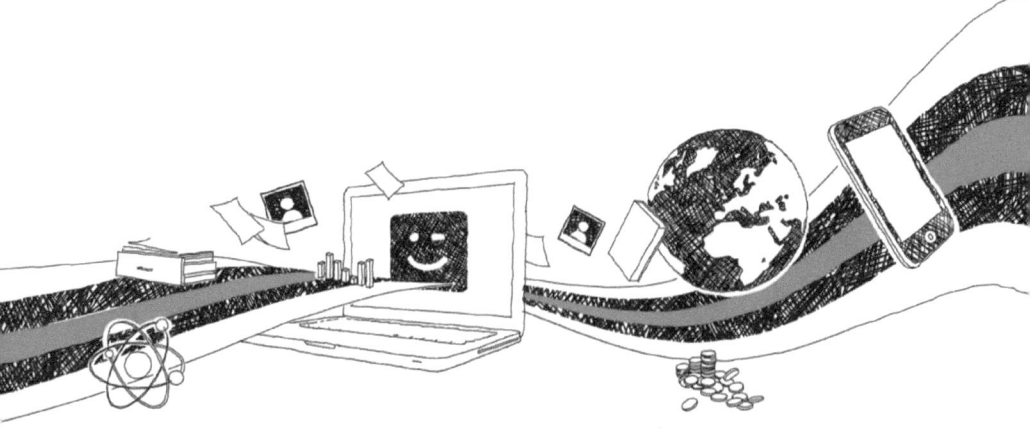
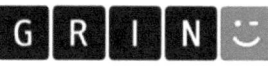